Martin Storr, MD
The FODMAP Navigator

FODMAP 饮食指南

马丁·斯托尔　著

李琨　译

黎汉圩　审

1

前言

消化道症状在日常生活中非常常见，如胃灼热、积气、胀气、腹痛、腹部痉挛和腹泻等，常引起腹部不适感。日常饮食是上述消化道症状高发生率的一个重要原因。

现代饮食结构对肠胃是一个挑战，西方人的饮食正在悄然改变。无须质疑，一个苹果或一杯橙汁通常对健康是有利的，但两者也都有可能加重消化道症状。

我们的现代饮食结构中包含有许多可能导致消化道症状的成份。FODMAP 这个单词代表易酵解的寡糖、双糖、单糖和多元醇。简单的说，FODMAP 是指短链碳水化合物和糖醇。FODMAP 是日常饮食的一部分，目前已经明确 FODMAP 能够引起胃肠道症状。摄入的 FODMAP 越多，相关症状越明显。

减少日常 FODMAP 摄入将有助于控制您的胃肠道症状，甚至可能预防这类症状的出现。

基于低 FODMAP 饮食的需要，无可避免地需要了解食物中的 FODMAP 含量。本 FODMAP 饮食指南涵盖了超过 500 种食品、食品添加剂和益生元的 FODMAP 含量等级评估。

2017.08

Martin Storr
马丁·斯托尔

fodmapnavigator@gmail.com

The FODMAP Navigator

FODMAP 饮食指南

Low-FODMAP Diet charts with ratings of more
than 500 foods,
food additives and prebiotics

低 FODMAP 饮食图表——涵盖超过
500 种食品、食品添加剂和益生元

Martin Storr

© 2017

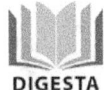

DIGESTA

© 2017 Martin Storr, Digesta, Munich, Germany

马丁·斯托尔，Digesta，**慕尼黑，德国**

Cover Design: Pierre Sick, Munich, Germany

封面设计：皮埃尔病，慕尼黑，德国

Translation by Kun Li, Shanhgai

翻译：李琨，上海

Editorial office by Hanwei Li, Munich, Germany

审稿人：黎汉圩·审，**慕尼黑，德国**

声明：本书不提供医疗咨询，也不替代医嘱。本书旨在针对低 FODMAP 饮食提供帮
助性信息。遇到诊疗问题，以及需要启动并监控低 FODMAP 饮食问题时，读者应咨
询医生或具有资质的医疗人员。本书作者既不参与个人专业服务、也不参与医疗服
务。作者对使用本书所产生的任何直接或间接后果，不承担任何损失、责任或风
险。本书的内容仅仅代表作者的观点，未经任何国家或国际权威机构评估。

ISBN-13: 978-1548162832
ISBN-10: 1548162833

目录

FODMAP 基础知识

1）FODMAP 代表易发酵的寡糖、双糖、单糖和多元醇，即短链碳水化合物和简单糖醇。

2）FODMAP 是我们日常饮食的正常组成成份。

3）FODMAP 可引起产气增加、积气、胀气，以及腹痛、大便软化且次数增多、腹泻或便秘等腹部症状，并可使原有的腹部症状加重。

4）减少日常 FODMAP 摄入量帮助减轻上述症状。

5）基于低 FODMAP 饮食的需要，了解各种食物中的 FODMAP 含量是很有必要的。

6）本 FODMAP 饮食指南可帮助您评估多种食品、食品添加剂和益生元中的 FODMAP 含量，协助您的食品采购。

7）过一种没有 FODMAP 的生活并不是目的，我们的目的是通过低 FODMAP 生活进行症状控制。

如何开始低 FODMAP 饮食

原则上，低 FODMAP 饮食有两种方式。

1）通过低 FODMAP 饮食，永久控制症状。
或者
2）遵循严格的低 FODMAP 饮食 4-6 周，然后重新引入一些高 FODMAP 食物进入您的低 FODMAP 饮食谱，试验您对这些食物的个体耐受性。

两种方式均要求您预先了解低 FODMAP 饮食的总体原则。这您可以是通过一本书，或者通过个人辅导获得。别忘了，对低 FODMAP 饮食基础的足够了解，将会使您的饮食获得成功。

方式 1）易于操作，在阅读了低 FODMAP 饮食指南后即可实施。

方式 2）的执行起初有点困难，但从长远来看，它允许您食用更广泛的食物。在阅读了低 FODMAP 饮食指导书籍后即可开始方式 2。为了增加这种饮食方式的成功率，医生或营养师的个体咨询是很有帮助的。

面对现实

低 FODMAP 饮食是帮助你控制症状的一种方法。但即使最好的饮食也无法产生奇迹。即使采用了低 FODMPA 饮食，也可能会有那么一天或几天，您的症状依旧会糟糕得让您发疯。较为现实的目标是，通过努力去明显减少并减轻症状。如果您对低 FODMAP 饮食的预期有着现实的态度，您会很高兴地迎来那些症状改善的日子，并在不尽人意的日子里少一些失望。

除了摄入食物中的 FODMAP 含量，还可能存在另一种情况，即食物的个体不耐受。食物的个体不耐受有时很难分辨。一些食物的个体不耐受很明显，往往在您摄入可疑食物后短时间内即出现症状。碰到食物的个体不耐受，应尽量避免食用该类食物。

然而，一些个体不耐受可能不易识别。这种情况往往发生在，这些您所不耐受的食物，只有到了大肠中才表现出与 FODMAP 相似的不相容性时。这些个体不耐受食物通常在摄入后数小时到达大肠，他们在大肠中停留时间可长达 3 天，并引起症状。因此，胀气和其他消化问题可能是您 3 天前吃过的不可耐受的食物所造成的后果。现在您明白为什么有些食物的个体不耐受不容易识别了。

了解低 FODMAP 饮食

一些食物，例如水，很容易进行 FODMAP 评估。水是低 FODMAP 食物，更准确的说，水是无 FODMAP 食物。

一种易于评估的高 FODMAP 食物就是高果糖玉米糖浆 （high fructose corn syrup，HFCS），因其过多的果糖含量，被评为高 FODMAP 食物。

但许多食物，其 FODMAP 属性从低到高转换流畅。一个很好的例子就是坚果。少量的坚果在进行低 FODMAP 饮食时通常耐受良好，其 FODMAP 摄入量可以接受，而较大量的坚果则不能被很好耐受，而不得不被评为高等级 FODMAP 含量食物。

FODMAP 评级必须要在这样的背景下看。在实施低 FODMAP 饮食时，最好食物均衡且多样。这样一种多样的低 FODMAP 饮食将帮助您在饮食上取得成功。

请保持对自己诚实。如果您在饮食上欺骗了自己，吃掉了一个苹果，也许这是因为您渴望这个苹果，您事先认为这未必是一场灾难。但随后的症状必须忠实地归因于这个苹果，而不应该判定为一次失败的 FODMAP 饮食。您完全知道为什么您的症状复发，您完全知道返回无症状的途径。那都是因为这个苹果！

低 FODMAP 饮食是一种全新饮食！

低 FODMAP 饮食是一种非常新的饮食，除了科学的食品评级外，一定程度上通过用户经验、他们最佳的低 FODMAP 食谱、以及用户们针对未评级的甚至可能是错误评级的食品的质疑和讨论来驱动。

这些疑问和经验可以在众多的 FODMAP 博客上读到和分享。去博客上寻找有价值的信息吧，并将您自身的经验张贴分享到博客上！

如果您对 FODMAP 图表有新的建议，或愿意分享您最好的低 FODMAP 食谱，或对尚未评级的食品有疑问，请随时与我 们 联 系 ， 联 系 人 电 子 邮 件 ： fodmapnavigator@gmail.com。

低 FODMAP 饮食能够帮助很多人，但可惜不是每个人。饮食测试的临床试验结果表明，如果采用低 FODMAP 饮食，约 80%的肠易激综合征或具有相关症状的病人，症状可以得到改善。这意味着，低 fodmap 饮食令人吃惊地改善了 4/5 的病人的症状。

高 FODMAP 含量的水果

博依森莓（一种杂交草莓）(Boysenberry)
醋栗 (Gooseberry)
醋栗杂交果 (Jostaberry)
鳄梨 (Avocado)
番石榴 (Guava)
黑莓 (Blackberry)
红毛丹果 (Rambutan)
黄香李（欧洲布拉斯李）(Mirabelle)
嘉庆子（美国加州李子）(Plum)
梨 (Pear)
荔枝 (Lychee)
龙眼 (Longan fruit)
芒果 (Mango)
纳什梨（亚洲梨）[Nashi pear (Asian pear)]
苹果 (Apple)
莎隆果（甜柿、以色列柿）(Sharon fruit)
石榴 (Pomegranate)
柿子（美洲柿）(Persimmon)
柿子（亚洲柿）(Kaki)
树番茄（新西兰）(Tamarillo)
桃子 (Peach)
榅桲 (Quince)
无核小葡萄干 (Currant)
无花果 (Fig)
西瓜 (Watermelon)
西梅 (Prune)
杏 (Apricots)
椰枣 (Date)
樱桃 (Cherry)
油桃 (Nectarine)

干果 (Dried fruit)

高 FODMAP 含量的蔬菜

葱 (Shallot)
葱白 [Spring onion (white part)]
大蒜头 (Garlic)
豆（四季豆除外）[Bean (except common bean)]
花菜 (Cauliflower)
黄豆 (Soybean)
韭菜 (Leek)
菊苣 (Chicory)
卷心菜（甘蓝洋、白菜）(Cabbage)
芦笋 (Asparagus)
毛豆 (Edamame bean)
蘑菇 (Mushroom)
婆罗门参根 (Salsify root)
蒲公英 (Dandelion)
芹菜根 (Celery root)
糖荚豌豆 (Sugar pea)
甜菜根 (Beetroot)
甜椒（绿）[Bell pepper (green)]
豌豆 (Pea)
小扁豆 (Lentil)
芽甘蓝 (Brussels sprouts)
洋葱 (Onion)
洋蓟 (Artichoke)
耶路撒冷蓟 (Jerusalem artichoke)
鹰嘴豆（多于 15 粒）[Chickpea (more than 15 pieces)]
玉米 (Corn)
皱叶甘蓝 (Savoy cabbage)
紫菊苣 (Radicchio)

高 FODMAP 含量的谷物和面粉类食品

饼干（谷物）[Cookies (grain)]
饼干（谷物）[Pastry (grain)]
大豆粉（>100 克）[Soy flour (> 100 gram)]
大麦 (Barley)
蛋糕（谷物）[Cake (grain)]
东方小麦 [Khorasan (wheat)]
挂面（小麦）[Somen-noodles (wheat)]
黑麦 (Rye)
黑小麦 (Triticale)
健身面包（谷物/果糖/干果）(Fitness bread)
卡姆小麦 [Kamut (wheat)]
拉面（小麦）[Ramen-noodles (wheat)]
麦片（小麦）[Bulgur (wheat)]
麦片面包（谷物/干果/蜂蜜）(Muesli bread)
麦片粥（谷物/干果/蜂蜜）(Cereals)
米面条（小麦）[Mie noodles (wheat)]
面包（大麦/黑麦/小麦）[Bread (barley/rye/wheat)]
面粉（小麦）[Semolina (wheat)]
面条/面团（小麦）[Noodles/pasta (wheat)]
牛奶什锦早餐（谷物/干果/蜂蜜）(Muesli)
汤团（小麦）[Gnocchi (wheat)]
乌冬面（小麦）[Udon-noodles (wheat)]
馅饼（谷物）[Pie (grain)]
小麦 (Wheat)
鹰嘴豆粉 (Gram flour)
羽扇豆面粉 (Lupine flour)
玉米饼（小麦）[Tortilla (wheat)]
蒸粗麦粉（小麦）[Couscous (wheat)]

高 FODMAP 含量的乳类食品

白干酪　(Cottage cheese)
白巧克力 (White chocolate)
变酸的牛奶 (Soured milk)
冰淇淋　(Ice cream)
布丁 (Pudding)
法式酸奶 (Creme fraiche)
咖啡伴侣 (Coffee whitener)
咖啡鲜奶露 (Coffee cream)
克菲尔酸乳酒 (Kefir)
蓝皮乳酪 (Blue cheese)
酪乳 (Buttermilk)
炼乳 (Condensed milk)
马斯卡普尼干酪 (Mascarpone)
绵羊奶 (Sheep milk)
奶粉 (Milk powder)
奶昔 (Lassi)
奶油　(Cream)
奶油起司 (Cream cheese)
奶油优酸乳 (Cream yogurt)
凝乳 (Curd)
牛奶（牛、绵羊、山羊、驴）(Milk)
牛奶巧克力 (Milk chocolate)
牛乳　(Cow milk)
巧克力（牛奶）[Chocolate (milk)]
融化干酪 (Processed cheese)
乳清 (Whey)
乳清粉　(Whey powder)
乳清起司 (Whey cheese)
软质干酪 (Soft cheese)
生奶油 (Whipping cream)
酸奶，1.5%的脂肪含量　(Yogurt, 1.5% fat)
酸奶，3.5%的脂肪含量　(Yogurt, 3.5% fat)
酸奶黄瓜（希腊）(Tzatziki)

酸奶油 (Sour cream)
杏仁奶 (Nougat-cream)
意大利乳清干酪 (Ricotta cheese)
芝士火锅（瑞士）(Cheese fondue)

高 FODMAP 含量的糖和甜味剂

赤藓糖醇（E968）[Erythritol (E968)]
蜂蜜　(Honey)
甘露醇（E421）[Mannitol (E421)]
甘油（E422）[Glycerol (E422)]
高果糖玉米糖浆 [High-fructose-corn-syrup (HFCS)]
果葡糖浆（GFS）[Glucose-fructose syrup (GFS)]
果糖　(Fructose)
果糖糖浆 (Fructose syrup)
龙舌兰糖浆 (Agave syrup)
麦芽糖醇（E965）[Maltitol (E965)]
木糖醇（E967）[Xylitol (E967)]
奶油果仁糖 (Nougat)
浓缩梨汁　(Thickened pear juice)
人工甜味剂（英文以字母-ol 结尾）[Artificial sweeteners]
乳糖　(Lactose)
乳糖醇（E966）[Lactitol (E966)]
山梨醇（E420）[Sorbitol (E420)]
糖类代用品 (Isoglucose)
异麦芽酚（E953）[Isomaltol (E953)]
玉米糖浆　(Corn syrup)
转化蔗糖（和转化酶添加剂，E1103）[Invert sugar (and additive invertase, E1103)]

其他含高 FODMAP 含量的食品

备用酱汁 [Sauces (ready-to-eat sauces)]
备用沙拉酱 [Salad dressing (ready-to use)]
蛋奶冻 (Custard)
番茄酱 (Ketchup)
番茄汁 (Tomato concentrate)
咖喱酱 (Curry sauce)
阔恩素肉 (Quorn)
浓缩固体汤料 (Stock cube)
浓缩果汁 (Fruit concentrate)
苹果酱 (Applesauce)
肉汤 (Broth)
沙茶酱 (Barbeque sauce)
水果罐头 (Canned fruit)
水果浓缩汁 (Fruit juice concentrate)
酸辣酱 (Chutney)
汤粉 (Soup powder)
糖醋汁 (Sweet and sour sauce)

高 FODMAP 含量的饮料

橙汁 (Orange juice)
复合维生素果汁 (Multivitamin juice)
功能饮料 (Energy drink)
果汁（＞125 毫升）[Fruit juice (> 125 ml)]
茴香茶 (Fennel tea)
角豆荚粉（强）[Carob powder (strong)]
菊苣咖啡 (Chicory coffee)
咖啡替代品 (Coffee substitute)
梨汁 (Pear juice)
凉茶（浓茶）[Herbal tea (strong steep)]
麦芽咖啡 (Malt coffee)
芒果汁 (Mango juice)
柠檬饮料（甜味剂/ HFCs）[Lemonade (sweeteners/HFCS)]
浓咖啡 (Cereal coffee)
苹果汁 (Apple juice)
乌龙茶 (Oolong tea)
洋甘菊茶 (Chamomile tea)
印度茶（浓茶）[Chai tea (strong steep)]

高 FODMAP 含量的酒精饮料

朗姆酒 (Rum)
利口酒 (Liqueur)
利口葡萄酒 (Liqueur wine)
啤酒（>1 份）[Beer (> 1 serving)]
葡萄酒 (Port wine)
葡萄酒（半甜）[Wine (semidry sweet)]
起泡葡萄酒（半干、甜）[Sparkling wine (semidry, sweet)]
雪利酒 (Sherry)

高 FODMAP 含量的坚果和种子

坚果 (> 15 粒) Nuts (> 15 pieces)]
开心果 （Pistachio）
腰果 （Cashew）
种子 （> 15 克） ［Seeds (> 15 gram)]

高 FODMAP 含量的食品添加剂和益生元

菊粉 （Inulin）
棉子糖 （Raffinose）
葡聚糖 （E1200） ［Polydextrose (E1200)]
乳果糖 （Lactulose）
水苏糖 （Stachyose）

高 FODMAP 含量的香料

芥末 （山葵）（Horseradish）
芥末 （Wasabi）

高 FODMAP 含量的肉类

罐头鱼 （果糖/洋葱/蔬菜粉） ［Tinned fish (fructose/onion/vegetable powder)]
香肠 （乳糖/洋葱/蔬菜粉 ［Sausages (lactose/onion/vegetable powder)]

低 FODMAP 含量的水果

板栗 (Chestnut)
北美越橘 (Lingonberry)
菠萝 (Pineapple)
菠萝蜜 (Jackfruit)
草莓 (Strawberry)
橙 (Orange fruit)
刺梨果 (Prickly pear fruit)
大黄 (Rhubarb)
大杨莓 (Loganberry)
冬瓜 (Winter melon)
番木瓜 (Papaya)
覆盆子 (Raspberry)
哈密瓜 (Cantaloupe)
黑果越桔（欧洲越桔）(Huckleberry)
黑色覆盆子 (Black raspberry)
火龙果 [Dragon fruit (pitaya)]
加利亚冬瓜 (Galia melon)
橘 (Kumquat)
橘柚果 (Tangelo fruit)
克莱门氏小柑橘 (Clementine)
蓝莓 (Blueberry)
榴莲果 (Durian fruit)
罗马甜瓜 (Canary melon)
蔓越莓 (Cranberry)
蜜瓜 (Honeydew)
蜜橘 (Tangerine)
柠檬 (Lemon)
葡萄 (Grape)
葡萄柚 (Grapefruit)
奇异果 (Kiwi)
青柠 (Lime)
万寿果 (Pawpaw)
西番莲果 (Passion fruit)

香蕉 (Banana)
杨桃 [Star fruit (carambola)]
椰子 (Coconut)
柚子 (Pomelo)

低 FODMAP 含量的蔬菜

白球甘蓝 (White cabbage)
荸荠 (Water chestnut)
菠菜 (Spinach)
车前草 (Plantain)
葱（绿色部分）[Spring onion (green part)]
大白菜（菘）(Chinese cabbage)
大头菜（球茎甘蓝）[Kohlrabi (turnip cabbage)]
大头菜（瑞典甘蓝）[Rutabaga (swede)]
豆芽 (Beansprouts)
防风草 (Parsnip)
橄榄 (Olive)
胡椒 (Jalapeno pepper)
胡萝卜 (Carrot)
黄豆芽 (Soy sprouts)
黄瓜 (Cucumber)
黄秋葵 (Okra)
姜 (Ginger)
节瓜 (Zucchini)
菊莴苣（苦苣）(Endive)
卷心生菜 (Iceberg lettuce)
辣菜 (Garden cress)
马铃薯 (Potato)
木薯 (Cassava)
南瓜 (Pumpkin)
茄子 [Aubergine (eggplant)]
芹菜茎 (Celery stalks)
青菜 (Bok choy)

山药 (Yams)

生菜 (Lettuce)

四季豆（芸豆，刀豆）（Common bean）

甜菜 (Chard)

甜椒（黄色/红色）[Bell pepper (yellow/red)]

甜薯 (Sweet potato)

芜青 (Turnip)

西红柿 (Tomato)

西葫芦 (Squash)

西兰花 (Broccoli)

西芹 (Parsley)

西洋菜 (Watercress)

细洋葱 (Chive)

小蕃茄 (Cherry tomato)

小茴香 (Fennel)

小萝卜 (Radish)

鹰嘴豆（<15 粒）[Chickpea (< 15 pieces)]

玉米（<200 克）[Corn (< 200 gram)]

玉米沙拉（菜叶沙拉）[Corn salad (field salad)]

长叶生菜 (Romaine lettuce)

芝麻菜沙拉 (Arugula salad)

竹笋 (Bamboo shoot)

紫苜蓿 (Alfalfa)

低 FODMAP 含量的谷物和面粉类食品

埃塞俄比亚画眉草 (Teff)
大米 (Rice)
淀粉 (Starch)
高粱 (Sorghum)
藜麦 (Quinoa)
裂壳小麦 (Spelt)
裂壳小麦片 (Spelt flakes)
马铃薯淀粉 (Potato starch)
米淀粉 (Rice starch)
米粉 (Rice flour)
木薯 [Tapioca (manihot)]
牛奶什锦早餐（无小麦，无干果）(Muesli)
欧车前（车前子）[Psyllium (ispaghula)]
奇亚籽（Chia seeds)
荞麦 (Buckwheat)
西米　(Sago)
苋（灰菜）[Amaranth (pigweed)]
小麦淀粉 (Wheat starch)
小米　(Millet)
亚麻籽 (Flax seeds)
燕麦 (Oat)
燕麦麸　(Oat bran)
燕麦片 (Oatmeal)
玉米淀粉 (Corn starch)
玉米粉　(Corn flour)
玉米粉（粗磨）(Cornmeal)
粥（玉米面等煮的）(Polenta)
竹芋粉　(Arrowroot)

无面筋面包（Gluten-freebread)
无筋面粉（澄粉）(Gluten-free flour)
无面筋糕点（Gluten-free pastry)

粉丝 （Glass noodles）
米粉 （Rice noodles）
荞麦面 （Buckwheat noodles）
荞麦面 （Soba noodles）
无麸面条 （Gluten-free noodles）

爆米花（大米） (Puffed rice)
爆米花（玉米） (Popcorn)
麦片粥（玉米/大米/燕麦） ［Cereals (corn/rice/oat)］
米饼 (Rice cracker)
米糕 (Rice cake)
米花条 (Rice chips)
薯片（小份）［Potato chips (small serving)］
玉米饼卷（墨西哥） (Tortilla)
玉米饼条 (Tortilla chips)
玉米面豆卷（墨西哥） (Taco)
玉米片（小份）［Corn chips (small serving)］
玉米片（小份）［Cornflakes (small serving)］

警惕混合物中高 FODMAP 组分如无麸产品中的甜味剂、水果和浓缩果汁。采用低 FODMAP 饮食时，无麸产品中的大豆粉含量不应该超过 25%。

在烘焙产品中FODMAP含量取决于发酵面团的持续时间。短发酵产生以高，长期发酵低FODMAP内容。问问你的面包师对他的面团发酵时间和选择从面团发酵时间长做烘焙产品。从商店面包店和工业来源面包店面包在经济上是短的发酵时间并且因此显着更高 FODMAP 内容优化。

低 FODMAP 含量的乳类食品和替代品

冰沙（核对水果）［Sorbet (check fruits)］
豆浆 (Soy milk)
黄油 (Butter)
藜麦乳 (Quinoa milk)
米浆 (Rice milk)
浓奶油 (Concentrated butter)
人造黄油 (Margarine)
无乳糖冰淇淋 (Ice cream, lactose-free)
无乳糖奶油 (Cream, lactose-free)
无乳糖凝乳 (Curd, lactose-free)
无乳糖牛奶 (Milk, lactose-free)
无乳糖酸乳酒 (Kefir, lactose-free)
无乳糖优酸乳 (Yogurt, lactose-free)
杏仁乳 (Almond milk)
燕麦奶 (Oat milk)
椰奶 (Coconut milk)
椰子汁(Coconut water)

低 FODMAP 含量的奶酪

爱达姆干酪（荷兰）(Edam)
爱芒特奶酪（一种瑞士多孔奶酪）(Emmenthal)
布里干酪 (Brie cheese)
成熟干酪 (Ripened cheese)
戈尔贡左拉干酪（荷兰）(Gorgonzola)
古达干酪（荷兰）(Gouda)
哈瓦蒂干酪（丹麦）(Havarti)
黄油奶酪 (Butter cheese)
烤芝士 (Raclette)
帕尔马干酪（意大利）(Parmesan)
切达干酪（英国）(Cheddar)
切斯特奶酪（英国）(Chester)
软质乳酪（法国）(Camembert)
山奶酪 (Mountain cheese)
提尔西特干酪（一种柔性多孔干酪）(Tilsit)
羊乳干酪 (Pecorino)
羊乳酪 (Feta)
意大利干酪 (Mozzarella)
芝士 (Halloumi)

低 FODMAP 含量的糖和甜味剂

阿斯巴甜 (E951) [Aspartame (E951)]

阿斯巴甜-安赛蜜 (E962) [Aspartame-acesulfame (E962)]

安赛蜜 (E905) [Acesulfame (E905)]

大米糖浆 (Rice syrup)

枫糖浆 (Maple syrup)

纽甜素 (E961) [Neotame (E961)]

葡萄糖 [Glucose (grape sugar)]

砂糖 (Brown sugar)

索马甜 (E957) [Thaumatin (E957)]

糖浆 (Sugar syrup)

糖精 (E954) [Saccharin (E954)]

糖蜜 (Molasses)

糖霜 (Icing sugar)

甜菜糖浆 (Sugar beet syrup)

甜蜜素 (E952) [Cyclamate (E952)]

甜蜜素 (E955) [Sucralose (E955)]

甜叶菊 (E960) [Stevia (E960)]

新橙皮苷二氢查耳酮 (E959)[Neohesperidine (E959)]

右旋糖 （葡萄糖） [Dextrose (grape sugar)]

蔗糖 [Cane sugar (saccharose)]

蔗糖 (Saccharose)

蔗糖 (Sucrose)

蔗糖 [Sugar (sucrose)]

低 FODMAP 含量的肉和动物制品

鹅油 （Goose fat)
羔羊肉 (Lamb)
海鲜 (Seafood)
火鸡 （Turkey)
火腿 (Ham)
鸡蛋 (Eggs)
鸡肉 (Chicken)
家禽 (Poultry)
牛肉 (Beef)
培根 (Bacon)
鸭油 (Duck fat)
鱼 (Fish)
猪肉 (Pork)
猪油 (Lard)

其他低 FODMAP 含量的食品

菜籽油 (Canola oil)

醋 (Vinegar)

大蒜油 (Garlic oil)

蛋黄酱（<3汤匙）[Mayonnaise (<3 tablespoons)]

豆豉 (Tempeh)

豆腐 (Tofu)

番茄罐头 (Canned tomatoes)

橄榄油 (Olive oil)

果酱（核对水果）[Jam (check fruits)]

果酱（橘子酱或柠檬酱）(Marmalade)

蚝油 (Oyster sauce)

花生酱 (Peanut butter)

酱油 (Soy sauce)

酵母 (Yeast)

芥末 (Mustard)

可可 (Cocoa)

巧克力（黑）[Chocolate (dark)]

巧克力饮料（警惕牛奶）[Chocolate drink (watch for milk)]

味噌（日本豆面酱）(Miso)

盐 (Salt)

椰子奶油 (Cream of coconut)

椰子油 (Coconut oil)

油醋汁（英国伍斯特沙司）(Worcestershire sauce)

鱼露 (Fish sauce)

芝麻酱（<3 汤匙）[Tahini (< 3 tablespoons)]

植物油 (Vegetable oil)

低 **FODMAP** 含量的饮料

白茶 (White tea)
白酒 （朗姆酒除外） [Liquor (except rum)]
薄荷茶 (Peppermint tea)
红茶（淡茶）[Black tea (weak steep)]
胡萝卜汁(Carrot juice)
加味水 (Flavored water)
咖啡（纯咖啡）[Coffee (pure coffee)]
康普茶（红茶菌）(Kombucha)
矿泉水 (Mineral water)
绿茶 (Green tea)
蔓越莓汁 [Cranberry juice]
柠檬水（核对甜味剂）[Lemonades (check for sweeteners)]
柠檬汁 (Lemon juice)
蒲公英茶（低泡）[Dandelion tea (weak steep)]
水　(Water)
印度茶（淡茶）[Chai tea (weak steep)]
珍珠奶茶 (Bubble tea)

低 **FODMAP** 含量的酒精饮料

杜松子酒 (Gin)
伏特加　(Vodka)
啤酒（至多 1 份）[Beer (up to 1 serving)]
葡萄酒（干气泡）[Wine (dry)]
汽酒（干气泡）[Sparkling wine (dry)]
威士忌 (Whiskey)

低 FODMAP 含量的香料和草药

薄荷 （Mint）
辣椒 (Chili)
柠檬草 (Lemongrass)
酸角（罗望子）（Tamarind）
鲜或干香料 (Spices, fresh or dried)
鲜或干燥草本 (Herbs, fresh or dried)

低 FODMAP 含量的坚果和种子

小于 15 粒： （Less than 15 pieces:)
核桃 （Walnut）
杏仁 （Almond）
榛子 （Hazelnut）

最多 15 克： （Up to 15 gram:)
花生 （Peanut）
葵花籽 （Sunflower seed）
南瓜籽 （Pumpkin seeds）
松子 （Pine nut）
芝麻 （Sesame）

低 FODMAP 含量的食品添加剂

螯合剂 [Sequestrants (E333, E385, E386, E509, E575-E577)]
变性淀粉 [Modifiedstarches (E1404-E1451)]
稠化剂 [Gellingagents (E400-E495)]
发酵粉 (Bakingpowder)
发泡剂 [Foaming agents (E999)]
防腐剂 [Preservatives (E200-E297 and E1105)]
防结剂 [Anti-cakingagents (E500-E585)]
防沫剂 [Anti-foamingagents (E900, E995a)]
固化剂 [Firmingagents (E500-E599)]
瓜尔胶 [Guargum (E412)]
果胶 [Pectin (E440)]
黄芪胶 [Tragacanth (E413)]
黄原胶 [Xanthan gum (E415)]
角豆胶 [Carobbeangum (E410)]
卡拉胶 （鹿角菜）[Carrageen (E407)]
抗氧化剂 [Antioxidants (E300-E392)]
明胶 [Gelatin (E441)]
奶油稳定剂 (Cream stabilizer)
气体 [Gases (E938-E949)]
羟甲基纤维素 （CMC）[Carboxymethylcellulose (CMC) (E466)]
琼脂[Agar (E406)]
乳化剂 [Emulsifiers (E322 and E400-E 495)]
上光剂、蜡、油 [Glazingagents, Waxes, Oils (E900-E914)]
食用色素 [Food colors (E100-E180)]
酸度调节剂[Acidity regulators (E300-E392, E500-E585)]
碳酸钠 [Sodiumcarbonate (E500)]
碳酸氢钠 （苏打） [Bakingsoda (Natron) (E500)]
推进剂 [Propellants (E941-E946)]
稳定剂 [Stabilizers (E400-E495)]
乙基纤维素 [Ethyl methylcellulose (E465)]
增稠剂 [Thickeners (E400-E495)]
增味剂 [Flavorenhancers (E620-650)]

食品、食品添加剂和益生元字母表（含 FODMAP 评级）

A

阿斯巴甜［Aspartame（E951)］	low 低	
阿斯巴甜-安赛蜜［Aspartame-acesulfame］	low 低	
爱达姆干酪（荷兰）（Edam)	low 低	
爱芒特奶酪（Emmenthal)	low 低	
埃塞俄比亚画眉草（Teff)	low 低	
安赛蜜［Acesulfame（E905)］	low低	
螯合剂［Sequestrants］	low 低	

B

白茶（White tea)	low 低	
白干酪（Cottage cheese)	high 高	
白巧克力（White chocolate)	high 高	
白球甘蓝（White cabbage)	low 低	
爆米花（玉米）（Popcorn)	low 低	
爆米花（大米）（Puffed rice)	low 低	
北美越橘（Lingonberry)	low 低	
备用酱汁［Sauces（ready-to-eat sauces)］	high 高	
备用沙拉酱［Salad dressing（ready-to use)］	high 高	
荸荠（Water chestnut)	low 低	
变酸的牛奶（Soured milk)	high 高	
变性淀粉［Modified starches（E1404-E1451)］	low 低	
饼干（谷物）［Cookies（grain)］	high 高	
冰淇淋（Ice cream)	high 高	
冰淇淋（无乳糖）（Ice cream, lactose-free)	low 低	
冰沙（核对水果）［Sorbet（check fruits)］	low 低	
菠菜（Spinach)	low 低	
薄荷（Mint)	low 低	
薄荷茶（Peppermint tea)	low 低	

菠萝（Pineapple）	low 低
波特酒（葡萄酒）（Port wine）	high 高
博依森莓（Boysenberry）	high 高
布丁（Pudding）	high 高
布里干酪（Brie cheese）	low 低
C	
菜籽油（Canola oil）	low 低
草莓（Strawberry）	low 低
车前草（Plantain）	low 低
长叶生菜（Romaine lettuce）	low 低
成熟干酪（Ripened cheese）	low 低
橙（Orange fruit）	low 低
橙汁（Orange juice）	high 高
赤藓糖醇［Erythritol（E968）］	high 高
刺梨果（Prickly pear fruit）	low 低
葱（Shallot）	high 高
葱（白色部分）［Spring onion (white part)］	high 高
葱（绿色部分）［Spring onion (green part)］	low 低
醋（Vinegar）	low 低
醋栗（Gooseberry）	high 高
醋栗杂交果（Jostaberry）	high 高
D	
大白菜（菘）（Chinese cabbage）	low 低
大豆粉（> 100 克）［Soy flour(> 100 gram)］	high 高
大黄（Rhubarb）	low 低
大麦（Barley）	high 高
大米（Rice）	low 低
大米糖浆（Rice syrup）	low 低
大蒜头（Garlic）	high 高
大蒜油（Garlic oil）	low 低
大头菜（球茎甘蓝）［Kohlrabi (turnip cabbage)］	low 低

大头菜（瑞典甘蓝）[Rutabaga (swede)]	low 低
大杨莓（Loganberry）	low 低
蛋黄酱 (<3 大汤匙) [Mayonnaise (<3 tsp.)]	low 低
蛋糕（谷物）[Cake (grain)]	high 高
蛋奶冻（Custard）	high 高
淀粉（Starch）	low 低
东方小麦[Khorasan (wheat)]	high 高
豆（四季豆除外）[Bean (except common bean)]	high 高
豆腐（Tofu）	low 低
豆浆（Soy milk）	low 低
豆豉（Tempeh）	low 低
豆芽（Beansprouts）	low 低
冬瓜（Winter melon）	low 低
独行菜（Garden cress）	low 低
杜松子酒（Gin）	low 低
E	
鳄梨（Avocado）	high 高
鹅脂（Goose fat）	low 低
F	
发酵粉（Baking powder）	low 低
发泡剂[Foaming agents (E999)]	low 低
法式酸奶（Creme fraiche）	high 高
番木瓜（Papaya）	low 低
番茄（Tomato）	low 低
番茄罐头（Canned tomatoes）	low 低
番茄酱（Ketchu）	high 高
番茄汁（Tomato concentrate）	high 高
番石榴（Guava）	high 高
防腐剂[Preservatives]	low 低
防结剂[Anti-caking agents (E500-E585)]	low 低
防泡剂[Anti-foaming agents (E900, E995a)]	low 低

粉丝 (Glass noodles)	low 低
蜂蜜 (Honey)	high 高
枫糖浆 (Maple syrup)	low 低
复合维生素果汁 (Multivitamin juice)	high 高
覆盆子 (Raspberry)	low 低
伏特加酒 (Vodka)	low 低
G	
咖喱沙司 (Curry sauce)	high 高
干果 (Dried fruit)	high 高
甘露醇 [Mannitol (E421)]	high 高
甘薯 (Sweet potato)	low 低
橄榄 (Olive)	low 低
橄榄油 (Olive oil)	low 低
甘油 [Glycerol (E422)]	high 高
糕点（谷物）[Pastry (grain)]	high 高
高果糖玉米糖浆 [High-fructose-corn-syrup (HFCS)]	high 高
高粱 (Sorghum)	low 低
羔羊肉 (Lamb)	low 低
戈尔贡佐拉干酪（荷兰）(Gorgonzola)	low 低
功能饮料 (Energy drink)	high 高
古达干酪（荷兰）(Gouda)	low 低
固化剂 [Firming agents (E500-E599)]	low 低
瓜尔胶 [Guar gum (E412)]	low 低
挂面（小麦）[Somen-noodles (wheat)]	high 高
瓜子 (> 15 克) [Seeds (> 15 gram)]	high 高
罐头鱼（果糖/洋葱/蔬菜粉）[Tinned fish]	high 高
果酱（核对水果）[Jam (check fruits)]	low 低
果酱（橘子酱或柠檬酱）(Marmalade)	low 低
果胶 [Pectin (E440)]	low 低
果葡糖浆 [Glucose-fructose syrup (GFS)]	high 高
果粒汁（浓缩）(Fruit concentrate)	high 高

果汁(> 125 ml) [Fruit juice (> 125 ml)]	high 高
果汁（浓缩）（Fruit juice concentrate）	high 高
果糖（Fructose）	high 高
果糖糖浆（Fructose syrup）	high 高
H	
哈密瓜（Cantaloupe）	low 低
哈罗米芝士（Halloumi）	low 低
哈瓦蒂干酪（丹麦）（Havarti）	low 低
海鲜（Seafood）	low 低
蚝油（Oyster sauce）	low 低
黑果越桔（欧洲越桔）（Huckleberry）	low 低
黑莓（Blackberry）	high 高
黑巧克力[Chocolate (dark)]	low 低
黑小麦（Triticale）	high 高
红茶(淡茶) [Black tea (weak steep)]	low 低
红辣椒（Chili）	low 低
红毛丹果（Rambutan）	high 高
胡萝卜（Carrot）	low 低
胡萝卜汁（Carrot juice）	low 低
花菜（Cauliflower）	high 高
花生(最多 15 克) [Peanut (up to 15 gram)]	low 低
花生酱（Peanut butter）	low 低
黄豆（Soybean）	high 高
黄豆芽（Soy sprouts）	low 低
黄瓜（Cucumber）	low 低
黄芪胶[Tragacanth (E413)]	low 低
黄秋葵（Okra）	low 低
黄香李（Mirabelle）	high 高
黄油（Butter）	low 低
黄油奶酪（Butter cheese）	low 低
黄原胶[Xanthan gum (E415)]	low 低

茴香茶（Fennel tea）	high 高
胡桃(< 15 件) [Walnut(< 15 piece 件)]	low 低
火鸡（Turkey）	low 低
火龙果［Dragon fruit (Pitaya)]	low 低
火腿（Ham）	low 低
J	
鸡蛋（Eggs）	low 低
鸡肉（Chicken）	low 低
甲基乙基纤维素［Ethyl methyl cellulose (E465)]	low 低
加利亚冬瓜（Galia melon）	low 低
家禽（Poultry）	low 低
嘉庆子（Plum）	high 高
加味水（Flavored water）	low 低
坚果(> 15 粒) [Nuts(> 15 粒)]	high 高
健身面包（谷物/果糖/干果）Fitness bread）	high 高
姜（Ginger）	low 低
酱油（Soy sauce）	low 低
酵母（Yeast）	low 低
节瓜（Zucchini）	low 低
芥末（山葵）(Horseradish, Mustard, Wasabi)	low 低
金橘（Kumquat）	low 低
角豆荚粉（强）[Carob powder(strong)]	high 高
角豆胶［Carob bean gum (E410)]	low 低
胶凝剂［Gelling agents (E400-E495)]	low 低
韭菜（Leek）	high 高
菊粉（Inulin）	high 高
卷心生菜（Iceberg lettuce）	low 低
菊苣（Chicory）	high 高
菊苣咖啡（Chicory coffee）	high 高
菊莴苣（苦苣）(Endive)	low 低
橘柚果（Tangelo fruit）	low 低

菊芋（Jerusalem artichoke）	high 高
卷心菜（甘蓝、洋白菜）（Cabbage）	high 高
K	
咖啡（纯咖啡）[Coffee (pure coffee)]	low 低
咖啡伴侣(Coffee whitener)	high 高
咖啡替代品(Coffee substitute)	high 高
咖啡鲜奶露(Coffee cream)	high 高
卡姆（小麦）[Kamut (wheat)]	high 高
卡拉胶[Carrageen （E407）]	low 低
开心果(Pistachio)	high 高
康普茶（红茶菌）（Kombucha)	low 低
抗氧化剂[Antioxidants （E300-E392)]	low 低
烤芝士(Raclette)	low 低
克菲尔酸乳酒(Kefir)	high 高
克菲尔酸乳酒（无乳糖）(Kefir, lactose-free)	low 低
可可(Cocoa)	low 低
克莱门氏小柑橘(Clementine)	low 低
矿泉水(Mineral water)	low 低
阔恩素肉 (Quorn)	high 高
L	
辣椒(Jalapeno pepper)	low 低
拉面（小麦）[Ramen-noodles (wheat)]	high 高
蓝莓(Blueberry)	low 低
蓝纹奶酪(Blue cheese)	high 高
朗姆酒(Rum)	high 高
利口酒(Liqueur)	high 高
利口葡萄酒(Liqueur wine)	high 高
荔枝(Lychee)	high 高
梨(Pear)	high 高
梨汁(Pear juice)	high 高
栗子(Chestnut)	low 低

裂壳小麦 (Spelt)	low 低
裂壳小麦片 (Spelt flakes)	low 低
烈酒（朗姆酒除外）[Liquor (except rum)]	low 低
炼乳 (Condensed milk)	high 高
凉茶（浓茶）[Herbal tea (strong steep)]	high 高
榴莲 (Durian fruit)	low 低
龙舌兰糖浆 (Agave syrup)	high 高
龙眼 (Longan fruit)	high 高
芦笋 (Asparagus)	high 高
罗马甜瓜 (Canary melon)	low 低?
酪乳 (Buttermilk)	high 高
绿茶 (Green tea)	low 低
裸麦 (Rye)	high 高
罗望子 (Tamarind)	low 低
M	
马铃薯 (Potato)	low 低
马铃薯淀粉 (Potato starch)	low 低
马铃薯片（小份）[Potato chips (small serving)]	low 低
马斯卡普尼干酪 (Mascarpone)	high 高
美洲柿 (Persimmon)	high 高
麦片（小麦）[Bulgur (wheat)]	high 高
麦片咖啡（锡里尔咖啡）(Cereal coffee)	high 高
麦片面包（谷物/干果/蜂蜜）(Muesli bread)	high 高
麦片粥（玉米/大米/燕麦）[Cereals (corn/rice/oat)]	low 低
麦片粥（谷物/干果/蜂蜜）[Cereals]	high 高
麦芽咖啡 (Malt coffee)	high 高
麦芽糖醇 [Maltitol (E965)]	high 高
蔓越莓 (Cranberry)	low 低
蔓越莓汁 (Cranberry juice)	low 低
芒果 (Mango)	high 高
芒果汁 (Mango juice)	high 高

毛豆（Edamame bean）	high 高
米花条（Rice chips）	low 低
米饼（Rice cracker）	low 低
米淀粉（Rice starch）	low 低
米粉（Rice noodles）	low 低
米粉（干）（Rice flour）	low 低
米浆（Rice milk）	low 低
米面条（小麦）[Mie noodles (wheat)]	high 高
面包（大麦/黑麦/小麦）[Bread (barley/rye/wheat)]	high 高
面粉（小麦）[Semolina (wheat)]	high 高
面条/面团（小麦）[Noodles/pasta (wheat)]	high 高
绵羊奶（Sheep milk）	high 高
棉籽糖（Raffinose）	high 高
蜜露（Honeydew）	low 低
蜜橘（Tangerine）	low 低
蘑菇（Mushroom）	high 高
木菠萝（Jackfruit）	low 低
木薯（Cassava）	low 低
木薯粉[Tapioca (manihot)]	low 低
木糖醇[Xylitol (E967)]	high 高
N	
纳什梨（亚洲梨）[Nashi pear (Asian pear)]	high 高
奶粉（Milk powder）	high 高
奶昔（Lassi）	high 高
奶油（Cream）	high 高
奶油果仁糖（Nougat）	high 高
奶油起司（Cream cheese）	high 高
奶油稳定剂（Cream stabilizer）	low 低
奶油（无乳糖）（Cream, lactose-free）	low 低
奶油优酸乳（Cream yogurt）	high 高
南瓜（Pumpkin）	low 低

南瓜籽（最多 15 克）[Pumpkin seeds (up to 15 gram)]	low 低
藜麦 (Quinoa)	low 低
藜麦乳 (Quinoa milk)	low 低
年糕（Rice cake）	low 低
凝胶（白明胶）［Gelatin（E441)]	low 低
凝乳（Curd)	high 高
凝乳（无乳糖）（Curd, lactose-free)	low 低
柠檬（Lemon)	low 低
柠檬水（甜味剂/高果糖玉米糖浆）（Lemonade)	high 高
柠檬水（核对甜味剂）［Lemonades (sweeteners)]	low 低
柠檬香草(Lemongrass)	low 低
柠檬汁(Lemon juice)	low 低
牛奶（牛、羊、山羊、驴）（Milk)	high 高
牛奶巧克力（Milk chocolate)	high 高
牛奶什锦早餐（谷物/干果/蜂蜜）（Muesli)	high 高
牛奶什锦早餐（无小麦，无干果）（Muesli)	low 低
牛奶（无乳糖）（Milk, lactose-free)	low 低
牛肉（Beef)	low 低
牛乳（Cow milk)	
纽甜素［Neotame（E961)]	low 低
浓奶油（Concentrated butter)	low 低
浓缩固体汤料（Stock cube)	high 高
浓缩梨汁（Thickened pear juice)	high 高
O	
欧车前（车前子）［Psyllium (ispaghula)]	low 低
欧洲防风草（Parsnip)	low 低
P	
帕尔马干酪（意大利）（Parmesan)	low 低
培根（Bacon)	low 低
啤酒(>1 份)［Beer (> 1 serving)]	high 高
啤酒（最多 1 份）［Beer (up to 1 serving）]	low 低

苹果（Apple）	high 高
苹果酱（Applesauce）	high 高
苹果汁（Apple juice）	high 高
婆罗门参根（Salsify root）	high 高
蒲公英（Dandelion）	high 高
蒲公英茶（淡茶）[Dandelion tea (weak steep)]	low 低
葡聚糖[Polydextrose (E1200)]	high 高
葡萄（Grape）	low 低
葡萄酒（半干、甜）[Wine (semidry sweet)]	high 高
葡萄酒（干气泡）[Wine (dry)]	low 低
葡萄糖[Glucose (grape sugar)]	low 低

Q

起泡葡萄酒（半干、甜）[Sparkling wine (semidry, sweet)]	high 高
汽酒（干气泡）[Sparkling wine (dry)]	low 低
气体[Gases (E938-E949)]	low 低
奇亚籽（Chia seeds）	low 低
奇异果（Kiwi）	low 低
羟甲基纤维素[Carboxymethylcellulose (E466)]	low 低
巧克力（牛奶）[Chocolate (milk)]	high 高
巧克力饮料（警惕牛奶）[Chocolate drink (milk)]	low 低
荞麦（Buckwheat）	low 低
荞麦面（Buckwheat noodles, Soba noodles）	low 低
切德干酪（英）（Cheddar）	low 低
切斯特奶酪（Chester）	low 低
茄子[Aubergine (eggplant)]	low 低
芹菜根（Celery root）	high 高
芹菜茎（Celery stalks）	low 低
青菜（白菜）（Bok choy）	low 低
青柠（Lime）	low 低
琼脂[Agar (E406)]	low 低

R

人工甜味剂（英文以字母_ol 结尾）(Artificial sweeteners)	high 高
人造黄油(Margarine)	low 低
日本豆面酱(Miso)	low 低
融化干酪(Processed cheese)	high 高
肉汤(Broth)	high 高
乳化剂[Emulsifiers (E322 and E400-E 495)]	low 低
乳果糖(Lactulose)	high 高
乳清(Whey)	high 高
乳清粉(Whey powder)	high 高
乳清起司(Whey cheese)	high 高
乳糖(Lactose)	high 高
乳糖醇[Lactitol (E966)]	high 高
软质干酪(Soft cheese)	high 高
软质乳酪（法国）(Camembert)	low 低
S	
三氯蔗糖[Sucralose (E955)]	low 低
上光剂、蜡、油[Glazing agents, waxes, oils]	low 低
沙茶酱(Barbeque sauce)	high 高
砂糖(Brown sugar)	low 低
莎隆果(Sharon fruit)	high 高
山梨醇[Sorbitol (E420)]	high 高
山奶酪(Mountain cheese)	low 低
山药(Yams)	low 低
生菜(Lettuce)	low 低
生奶油(Whipping cream)	high 高
石榴(Pomegranate)	high 高
柿子（亚洲）(Kaki)	high 高
食用色素[Food colors (E100-E180)]	low 低
水(Water)	low 低
水果罐头(Canned fruit)	high 高
水苏糖(Stachyose)	high 高

树番茄（Tamarillo）	high 高
四季豆（芸豆，刀豆）（Common bean）	
松子（最多 15 克）[Pine nut（up to 15 gram）]	low 低
酸度调节剂[Acidity regulators]	low 低
酸辣酱（Chutney）	high 高
酸奶黄瓜（Tzatziki）	high 高
酸奶油（Sour cream）	high 高
索马甜[Thaumatin（E957）]	low 低
T	
桃子（Peach）	high 高
碳酸钠[Sodium carbonate（E500）]	low 低
汤粉（Soup powder）	high 高
提尔西特干酪（一种柔性多孔干酪）（Tilsit）	low 低
甜菜（Chard）	low 低
甜菜根（Beetroot）	high 高
甜菜糖浆（Sugar beet syrup）	low 低
甜椒（黄色/红色）[Bell pepper（yellow/red）]	low 低
甜椒（绿）[Bell pepper（green）]	high 高
甜蜜素[Cyclamate（E952）]	low 低
甜叶菊[Stevia（E960）]	low 低
糖醋汁（Sweet and sour sauce）	high 高
糖代用品（Isoglucose）	high 高
糖荚豌豆（Sugar pea）	high 高
糖浆（Sugar syrup）	low 低
糖精[Saccharin（E954）]	low 低
糖蜜（Molasses）	low 低
糖霜（Icing sugar）	low 低
汤团（小麦）[Gnocchi（wheat）]	high 高
推进剂[Propellants（E941-E946）]	low 低
W	
豌豆（Pea）	high 高

万寿果（Pawpaw）	low 低
威士忌酒（Whiskey）	low 低
榅桲 (Quince)	high 高
稳定剂［Stabilizers （E400-E495)］	low 低
无花果（Fig）	high 高
无核小葡萄干（Currant）	high 高
无麸面条（Gluten-free noodles）	low 低
无筋面包（Gluten-free bread）	low 低
无筋面粉（澄粉）（Gluten-free flour）	low 低
乌冬面（小麦）［Udon-noodles (wheat)］	high 高
乌龙茶（Oolong tea）	high 高
无面筋糕点（Gluten-free pastry）	low 低
X	
西瓜（Watermelon）	high 高
西葫芦（Squash）	low 低
西番莲果（Passion fruit）	low 低
西兰花（Broccoli）	low 低
西米（Sago）	low 低
西梅 (Prune)	high 高
西芹（Parsley）	low 低
西洋菜（Watercress）	low 低
西柚（Grapefruit）	low 低
苋（灰菜）［Amaranth (pigweed)］	low 低
馅饼（谷物）［Pie (grain)］	high 高
鲜或干香料（Spices, fresh or dried）	low 低
鲜或干燥本草（Herbs, fresh or dried）	low 低
香肠（乳糖/洋葱/蔬菜粉）（Sausages）	high 高
香蕉（Banana）	low 低
向日葵籽（至多 15 克）［Sunflower seed （< 15 gram)］	low 低
小扁豆（Lentil）	high 高
小葱（Chive）	low 低

小蕃茄（樱桃番茄）（Cherry tomato)	low 低
小茴香（Fennel)	low 低
小萝卜（Radish)	low 低
小米（Millet)	low 低
小麦（Wheat)	high 高
小麦淀粉（Wheat starch)	low 低
小苏打（碳酸钠）[Baking soda (Natron) (E500)]	low 低
新橙皮苷二氢查耳酮[Neohesperidine (E959)]	low 低
杏仁（<15 粒）[Almond (< 15 pieces)]	low 低
杏仁奶（Almond milk)	low 低
杏仁奶油（Nougat-cream)	high 高
杏子（Apricot)	high 高
雪利酒（Sherry)	high 高
Y	
芽甘蓝（Brussels sprouts)	high 高
亚麻籽（Flax seeds)	low 低
鸭油（Duck fat)	low 低
盐（Salt)	low 低
燕麦（Oat)	low 低
燕麦麸（Oat bran)	low 低
燕麦奶（Oat milk)	low 低
燕麦片（Oatmeal)	low 低
杨桃[Star fruit (carambola)]	low 低
意大利干酪（Mozzarella)	low 低
意大利乳清干酪（Ricotta cheese)	high 高
异麦芽酚[Isomaltol (E953)]	high 高
洋葱（Onion)	high 高
洋甘菊茶（Chamomile tea)	high 高
洋蓟（Artichoke)	high 高
羊乳干酪（Pecorino)	low 低
羊乳酪（Feta)	low 低

腰果 (Cashew)	high 高
椰奶 (Coconut milk)	low 低
椰油 (Coconut oil)	low 低
椰枣 (Date)	high 高
椰子 (Coconut)	low 低
椰子奶油 (Cream of coconut)	low 低
椰子汁 (Coconut water)	low 低
印度茶（浓茶）[Chai tea (strong steep)]	high 高
印度茶（淡茶）[Chai tea (weak steep)]	low 低
樱桃 (Cherry)	high 高
鹰嘴豆 (<15 粒) [Chickpea (< 15 pieces)]	low 低
鹰嘴豆（>15 粒）[Chickpea (> 15 pieces)]	high 高
鹰嘴豆粉 (Gram flour)	high 高
优格酸奶 (Ayran)	high 高
优酸乳（无乳糖）(Yogurt, lactose-free)	low 低
优酸乳，1.5%脂肪 (Yogurt, 1.5% fat)	high 高
优酸乳，3.5%脂肪 (Yogurt, 3.5% fat)	high 高
油醋汁 (Worcestershire sauce)	low 低
油桃 (Nectarine)	high 高
右旋糖(葡萄糖)[Dextrose (grape sugar)]	low 低
柚子 (Pomelo)	low 低
鱼 (Fish)	low 低
鱼露 (Fish sauce)	low 低
玉米 (< 200 克) [Corn (< 200 gram)]	low 低
玉米 (> 200 克) [Corn (more than 200 gram)]	high 高
玉米淀粉 (Corn starch)	low 低
玉米粉 (Corn flour)	low 低
玉米粉（粗磨）(Cornmeal)	low 低
玉米粉圆饼 (Tortilla)	low 低
玉米粉圆饼（小麦）[Tortilla (wheat)]	high 高
玉米面豆卷 (Taco)	low 低

玉米片（小份）[Cornflakes (small serving)]	low 低
玉米沙拉（匙形菜叶）[Corn salad (field salad)]	low 低
玉米薯片（小份）[Corn chips (small serving)]	low 低
玉米糖浆（Corn syrup）	high 高
玉米条（Tortilla chips）	low 低
玉米粥（Polenta）	low 低
羽扇豆面粉（Lupine flour）	high 高
芜青（Turnip）	low 低
Z	
增稠剂[Thickeners (E400-E495)]	low 低
增味剂[Flavor enhancers (E620-650)]	low 低
蔗糖（Saccharose, Sucrose）	low 低
蔗糖（甘蔗）[Saccharose (cane sugar)]	low 低
珍珠奶茶（Bubble tea）	low 低
榛子(< 15 粒)[Hazelnut（< 15 pieces)]	low 低
蒸粗麦粉（小麦）[Couscous (wheat)]	high 高
芝麻（至多 15 克）[Sesame（up to 15 gram)]	low 低
芝麻菜沙拉（Arugula salad）	low 低
芝麻酱(< 3 汤匙)［Tahini(< 3 tablespoons)]	low 低
植物油（Vegetable oil）	low 低
皱叶甘蓝（Savoy cabbage）	high 高
竹笋（Bamboo shoot）	low 低
竹芋粉（Arrowroot）	low 低
紫菊苣（Radicchio）	high 高
紫苜蓿（Alfalfa）	low 低
芝士火锅（瑞士）（Cheese fondue）	high 高
猪肉（Pork）	low 低
猪油（Lard）	low 低
转化蔗糖（和转化酶添加剂）（Invert sugar）	high 高

本饮食指南中评级的食品添加剂及其欧洲 E 编码

E100-E180	食用色素（Food colors）
E200-E297	防腐剂（Preservatives）
E300-E392	抗氧化剂、酸度调节剂（Antioxidants, acidity regulators）
E400-E495	增稠剂、稳定剂、乳化剂（Thickeners, stabilizers, emulsifiers）
E406	琼脂（Agar）
E407	卡拉胶（鹿角菜）（Carrageen）
E410	角豆胶（Carobbeangum）
E412	瓜尔胶（Guargum）
E413	黄芪胶（Tragacanth）
E415	黄原胶（Xanthangum）
E420	山梨醇（Sorbitol）
E421	甘露醇（Mannitol）
E422	甘油（Glycerol）
E440	果胶（Pectin）
E441	凝胶（白明胶）（Gelatin）
E466	羟甲基纤维素(CMC) (Carboxymethylcellulose)
E465	乙甲基纤维素（Ethylmethylcellulose）
E500	碳酸钠（纯碱）（Sodium carbonate）
E500-E585	酸度调节剂、防结块剂（Acidity regulators, anti-caking agents）
E620-E650	增味剂（Flavorenhancers）
E900-E914	上光剂（Glazingagents）
E938-E949	气体（Gases）
E950-E969	甜味剂（Sweeteners）
E950	安赛蜜（Acesulfame）
E951	阿斯巴甜（Aspartame）
E952	甜蜜素（Cyclamate）
E953	异麦芽酚（Isomaltol）
E954	糖精（Saccharin）
E955	三氯蔗糖（Sucralose）
E957	索马甜（Thaumatin）
E959	新橙皮苷二氢查耳酮（Neohesperidine-dihydrochalcone）
E960	甜叶菊（Stevia）

E961	纽甜素（Neotame）
E962	阿斯巴甜-安赛蜜（Aspartame-acesulfame）
E965	麦芽糖醇（Maltitol）
E966	乳糖醇（Lactitol）
E967	木糖醇（Xylitol）
E968	赤藓糖醇（Erythritol）
E1103	转化酶（Invertase）
E1200	葡聚糖（Polydextrose）
E1404-E1451	变性淀粉（Modified starches）

本饮食指南中食品添加剂的 FODMAP 评估，是基于他们在低 FODMAP 饮食中的适宜性。请注意，这些食品添加剂中许多在耐受性和风险方面存在争议。理想情况是，尽量避免购买工业化食品，这样可以限制这类食品添加剂的摄入。

书籍列表

本 FODMAP 饮食指南中的图表可作为现有的低 FODMAP 饮食指南的补充，也可作为您向医生或营养师咨询的附加资料。如果没有该指南，低 FODMAP 饮食可能无法达到理想的效果。

您会在下列书籍中找到好的指导：

Shepherd, S., Gibson, P., Chey, W.; The Complete Low-FODMAP Diet: A Revolutionary Plan for Managing IBS and Other Digestive Disorders; The Experiment Press (August 2013)

Catsos, P.; IBS: Free at Last! Change Your Carbs, Change Your Life with the FODMAP Elimination Diet; Pond Cove Press (April 2012)

Shepherd, S.; The Low-FODMAP Diet Cookbook: 150 Simple, Flavorful, Gut-Friendly Recipes to Ease the Symptoms of IBS, Celiac Disease, Crohn's Disease, Ulcerative Colitis, and Other Digestive Disorders; The Experiment Press (July 2014)

Bolen, B. and Bradlex, K.; The Everything Guide To The Low-Fodmap Diet: A Healthy Plan for Managing IBS and Other Digestive Disorders; Adams Media (November 2014)

Catsos, P.; Flavor without FODMAPs Cookbook: Love the Foods that Love You Back; Pond Cove Press (February 2014)

Anderson, M.; All about Low-FODMAP Diet & IBS: A Very Quick Guide; Temescal Press (November 2014)

Morgan, D.; The Low FODMAP diet: The Essential Guide and Cookbook to the Most Effective IBS Diet; CreateSpace (January 2015)

FODMAP 应用程序

现有几款用于低FODMAP饮食的应用程序可以在苹果和安卓系统运行。这些应用程序含有低 FODMAP 和高 FODMAP 评级食品列表。其中一些应用程序对中等含量的 FODMAP 食品评级提供了更多信息。

大多数这些应用程序只提供数量有限的食品信息。提供的食品数量通常在50-100之间。因此，这些程序只适用于在杂货店快速获得有限的资料。由于存在这些限制，目前这些程序的实用性是有限的。

大多数应用程序只包含有食物列表。一些应用程序只包含有限扩展的关于低FODMAP食品或一些食谱的一般信息。

目前最新的应用程序也许是莫纳什大学的低FODMAP饮食应用程序，网址如下：

http://www.med.monash.edu.au/cecs/gastro/fodmap/iphone-app.html